BEI GRIN MACHT SICH IHR WISSEN BEZAHLT

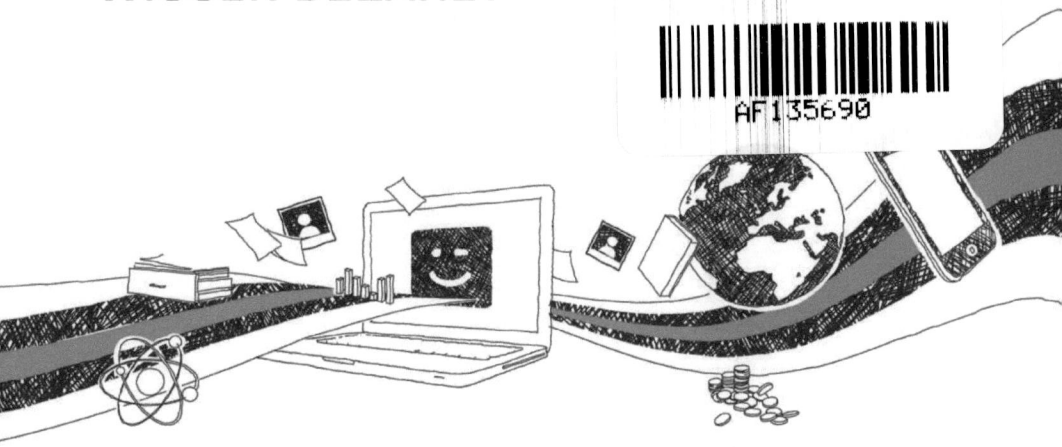

- Wir veröffentlichen Ihre Hausarbeit, Bachelor- und Masterarbeit

- Ihr eigenes eBook und Buch - weltweit in allen wichtigen Shops

- Verdienen Sie an jedem Verkauf

Jetzt bei www.GRIN.com hochladen und kostenlos publizieren

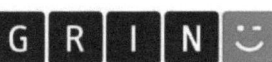

Prävention in verschiedenen Lebensabschnitten. Stressbewältigung bei Erwachsenen

Andreas Herbolsheimer

GRIN

Bibliografische Information der Deutschen Nationalbibliothek:

Die Deutsche Nationalbibliothek verzeichnet diese Publikation in der Deutschen Nationalbibliografie; detaillierte bibliografische Daten sind im Internet über http://dnb.d-nb.de abrufbar.

ISBN: 9783346694348
Dieses Buch ist auch als E-Book erhältlich.

Inhaltsverzeichnis

1. Einleitung

„Stress", „Burnout", „Arbeitsüberlastung" – die Fülle der Wörter, mit denen von vielen Arbeit-nehmern ihre persönliche Situation und ihr Befinden am Arbeitsplatz beschrieben wird, ist ge-prägt von negativen Attributen. Die Genugtuung bei einer erbrachten Leistung und die Sinner-füllung, die viele Tätigkeiten den Menschen bringen, werden scheinbar nicht beachtet. Auch die vielfältigen Begegnungsmöglichkeiten mit anderen Menschen, der Austausch oder die Er-weiterung des Horizonts in interkulturellen Unternehmen sind kaum eine Meldung oder eine größere Reportage wert.

Eine differenzierte Auseinandersetzung mit Burnout ist deshalb notwendig, weil es in den letz-ten Jahren einen sprunghaften Anstieg von an Burnout erkrankten Menschen gab. Es scheint so, dass Viele den Anforderungen der modernen Arbeitswelt mit ihrer Digitalisierung, Vernet-zung und der Tendenz zum Multitasking nicht mehr gewachsen sind. Jedoch wird in der öf-fentlichen Diskussion die Ursache für Burnout hauptsächlich in personalen Faktoren der Be-troffenen gesucht.

In Unternehmen und Organisationen herrscht bei vielen Führungskräften die Meinung vor, dass Burnout und ein hohes Stressempfinden auf die eingeschränkte Stresskompetenz der Mitarbeiter zurückgeführt werden kann. Dies ist jedoch eine Vereinfachung und stellt nur die eine Seite der Medaille dar: Tatsächlich gibt es Faktoren und Dispositionen in der Biografie und der Persönlichkeitsstruktur der Menschen, die anfällig für stresshafte Ereignisse machen, wie „Nicht-Nein-Sagen-Können" oder Perfektionismus. Darüber hinaus spielen aber auch äu-ßere Faktoren wie übermäßige Arbeitsanforderungen, schlechtes Betriebsklima, fehlende An-erkennung oder hohe Arbeitsplatzunsicherheit eine genauso wichtige Rolle (vgl. Scherrman 2015, Vorwort).

Das Ziel dieser Arbeit ist es daher, im Methodenteil einige betriebliche Ansätze vorzustellen, die zur Stressreduktion eingesetzt werden können. Diese werden dabei anhand ihrer Wirk-samkeit bewertet. Vorher geht im Theorieteil eine Erklärung zum Thema Stress und Burnout am Arbeitsplatz voraus. Den Abschluss der Arbeit bildet eine Diskussion.

2. Stress und Stressbelastung in der modernen Arbeitswelt

Stress ist eine Belastung für Körper, Seele – und die Wirtschaft. Stress kann zu körperlichen und psychischen Erkrankungen führen und kostet Organisationen Milliarden durch entste-hende Arbeitsunfähigkeit oder Leistungsminderungen der von Stress und dessen Folgen Be-troffenen. Mit Stress haben also Betriebe und Beschäftigte gleichermaßen zu kämpfen (vgl. Reif et al. 2018, Vorwort).

Stress entsteht in den unterschiedlichsten Lebenslagen und Situationen: in der Freizeit, durch ein zu dicht getaktetes Wochenende (Mittagessen bei den Großeltern, nachmittags mit den Kindern etwas unternehmen, abends mit Freunden weggehen, usw.), durch die Erziehung der Kinder, das Führen eines Haushaltes, durch ständiges Unterwegssein, um zahlreichen Verpflichtungen nachkommen zu können, und nicht zuletzt, sondern zuallererst: durch die Arbeit. Das zeigt auch eine Erhebung durch die Techniker Krankenkasse (vgl. 2016), bei der die Arbeit als häufigster Stressfaktor genannt wird (vgl. Reif et al. 2018, S. 2).

Neue Technologien machen die Arbeit heutzutage körperlich bei Weitem nicht mehr so anstrengend wie früher, und die Zahl der Arbeitsunfälle sinkt von Jahr zu Jahr – dies ist die positive Seite aktueller Entwicklungen in der Arbeitswelt. Andererseits entstehen durch all diese Veränderungen neue – ganz überwiegend mentale – Anforderungen an die Beschäftigten, die vielfach als „Arbeitsintensivierung" und steigender Zeitdruck erlebt werden. Wesentliche Trends in der Arbeitswelt, die unter dem Schlagwort „Arbeit 4.0" die psychische Belastungssituation erhöhen können, sind beispielsweise (a. a. O., S. 2f.):

- verstärkter Wettbewerb
- Rationalisierung
- Arbeitsverdichtung
- Zuwachs der Dienstleistungs- und Wissensberufe (Verlagerung der Anforderungen vom körperlichen in den mentalen Bereich)
- Flexibilisierung der Arbeit (z. B. Zeit, Ort, Aufgaben)
- permanente Erreichbarkeit
- Entgrenzung der Arbeit
- Abnahme der sozialen Sicherheit
- Gefühl des Kontrollverlusts
- Prekarisierung (Zunahme der Zahl von Arbeitsplätzen mit zu geringer Einkommenssicherheit)

Der Stressreport der Bundesanstalt für Arbeitsschutz und Arbeitsmedizin ermittelte in einer repräsentativen Erhebung, dass die Tätigkeit von 58% der Befragten häufig die gleichzeitige Betreuung verschiedenartiger Aufgaben verlangt. Damit steht Multitasking auf Platz eins der häufigen Arbeitsanforderungen, gefolgt von starkem Termin- und Leistungsdruck (52%), ständig wiederkehrenden Arbeitsvorgängen (50%) sowie Störungen und Unterbrechungen bei der Arbeit (44%). Die Erhebung durch die Techniker Krankenkasse (vgl. 2016) beschreibt, was Beschäftigte in Deutschland genau bei der Arbeit stresst: Zu viel Arbeit, Termindruck und Hetze, Unterbrechungen und Störungen, mangelnde Anerkennung und Informationsüberflutung werden hier hauptsächlich genannt. Diese Faktoren zeigen sich auch in der BIBB/BAuA

Erwerbstätigenbefragung 2012: Hier nimmt ebenfalls ein Großteil der Befragten starken Termin- und Leistungs-druck sowie Störungen und Unterbrechungen bei der Arbeit als belastend wahr. Wenn immer schneller gearbeitet und Pausen verkürzt werden, wenn auch nach Arbeitsende noch geschäftliche E-Mails verschickt werden, die alsbald zu beantworten sind, dann kann dies zu einer Überforderungssituation führen, die längerfristig mit einer Gefährdung für die Gesundheit der Beschäftigten verbunden ist (vgl. a. a. O., S. 3f).

Aus diesen Gründen kommt der Prävention von hohen psychischen Belastungssituationen eine zunehmende Bedeutung zu. Im Methodenteil werden daher drei verschiedene betriebliche Ansätze zur Stressreduktion bzw. zum besseren Umgang mit Stress vorgestellt.

3. Methodischer Teil

Im methodischen Teil werden drei verschiedene Stressbewältigungsprogramme vorgestellt, die in Deutschland und international große Verbreitung und Bekanntheit gefunden haben. Zu Beginn wird ihr Ablauf beschrieben und im Anschluss, welche Wirksamkeitsnachweise dazu vom Verfasser gefunden wurden.

3.1 Employee Assistance Programme (EAP)

In ihrem Buch „Gesundheitsförderung und Gesundheitsmanagement in der Arbeitswelt" stellen Bamberg und Metz (vgl. 2011, S. 393-411) sog. *Employee Assistance Programme (EAP)* vor, worauf im folgenden Bezug genommen wird.

Bei einem EAP handelt es sich um ein zunächst im angloamerikanischen Sprachraum entwickeltes Mitarbeiterunterstützungsmodell in Form eines Systems von Beratungsleistungen für Betriebe. Sein Ziel ist es, den Betriebsangehörigen und – je nach Vertragsgestaltung, auch deren Familienmitgliedern bei der Bewältigung arbeitsplatzbezogener und anderer psychosozialer Probleme und Fragestellungen zu helfen. Es ist aufgebaut aus individuellen Beratungsangeboten, Schulungen und längerfristigen Unterstützungsmaßnahmen. Die Beratungsangebote umfassen Maßnahmen zur (Stress-)Prävention, Identifikation und Behandlung individueller Problembereiche – insbesondere derer, die am Arbeitsplatz sichtbar werden, weil sie die berufliche Leistungsfähigkeit mindern.

Der Verband der europäischen EAP-Anbieterfirmen ist das *Employee Assistance European Forum (EAEF)*. Das EAEF beschreibt die Dienstleistungen seiner Mitglieder als Kombination von Dienstleistungen für Führungskräfte und Beratungsangebote für Mitarbeiter: Die Beratung von Führungskräften bezieht sich auf den Umgang mit Mitarbeitern, bei denen die Führungskraft nachlassende Arbeitsleistungen erkennt und Hilfe benötigt, diesen Sachverhalt angemessen zu besprechen und weiterführende Maßnahmen einzuleiten. Zu solchen Maßnahmen kann die Empfehlung gehören, die EAP-Dienste in Anspruch zu nehmen. Je nach

Betriebsvereinbarung kann diese Empfehlung auch als Dienstanweisung ausgesprochen werden. Die Unterstützung für Mitarbeiter bezieht sich – je nach den gebuchten Bausteinen – auf: Stress, Fehlzeiten, Konflikte am Arbeitsplatz, Mobbing, Sucht, Depression, Ängste, Work-Life-Balance, u. v. m.

Der Nutzen eines EAP für das Unternehmen wird darin gesehen, dass mit Hilfe der vorgehaltenen Dienstleistungen schneller und besser persönliche und private Probleme bewältigt werden. Das wiederum sichert und optimiert die Produktivität der Mitarbeiter. Der Betrieb bekommt von der EAP-Firma regelmäßig eine anonymisierte Rückmeldung über die Art und die Inhalte der Nutzung, sodass z. B. aktuelle organisationale Probleme identifiziert werden können. Zur Beratung bei psychosozialen Fragestellungen – wie z. B. Stress am Arbeitsplatz – werden dann Sozialarbeiter, Psychologen und Ärzte eingesetzt.

Employee Assistance Programme sind als verhältnispräventive Maßnahmen primärpräventiv als betriebliches Unterstützungsangebot für akut fehlbeanspruchte Mitarbeitende zu sehen. Sie sind auch betriebliche Angebote im Sinne der sekundären und tertiären Prävention, indem sie betroffenen Mitarbeitern Behandlungs- und Rehabilitationsmaßnahmen nahebringen. Als verhältnispräventive Maßnahme kann ein EAP Mitarbeitende dahingehend unterstützen, sich aktiv schneller um fachliche Unterstützung zu kümmern.

Es gibt verschiedene Möglichkeiten, wie EAP-Programme in die betrieblichen Abläufe integrierbar sind:

1. Worksite-, In-House- oder Onsite-EAP sind betriebsinterne Angebote, die von entsprechend geschulten Angestellten vorgehalten werden und einer bestimmten Abteilung des Unternehmens angehören (z. B. dem HR-Management). Die Beratungsleistungen werden in betriebseigenen Räumlichkeiten erbracht. Darüber hinaus gibt es Modelle, EAP-Dienste oder Sozialberatungen von externen Anbietern einzukaufen und im Betrieb erbringen zu lassen. Dies kann im Zuge eines Outsourcing-Prozesses geschehen, wo die ursprüngliche betriebseigene Sozialberatung von einem EAP-Dienstleister übernommen wird und noch in den betriebsinternen Räumlichkeiten weiterarbeitet. Die klassischen Worksite-Modelle beinhalten ein breites Spektrum an Führungskräfte- und Mitarbeiterschulungen mit den entsprechenden Möglichkeiten der Überweisung an Spezialisten. Das Worksite-EAP entspricht unter Settingaspekten der traditionellen US-amerikanischen, innerbetrieblichen Alkoholprävention und den daraus entstandenen EAP-Modellen mit starker Einbindung in organisationale Abläufe. Auch die Betriebliche Sozialberatung, die in Deutschland entweder der Personalabteilung oder dem Werksärztlichen Dienst zugeordnet ist, gehört zu diesem Setting.

2. External, Out-House- oder Offsite EAP sind Beratungsservices, die von einem externen Anbieter eingekauft werden. Die Beratungssitzungen finden telefonisch oder bei beauftragten Beratern in deren Räumlichkeiten außerhalb des Betriebes statt. Die Beratungsfelder werden zwar vom Betrieb vorgegeben, sind aber firmenintern weniger vernetzt, da die Umsetzung von außenstehenden Beratungsunternehmen implementiert und betreut wird. Das Beratungsspektrum ist sehr breit, es geht über die klassischen psychosozialen Problemstellungen hinaus.

Neben der theoretischen Klassifikation von EAP unter Settingaspekten hat sich in den USA und Europa ein Grundsatzmodell zur Beschreibung und Überprüfung der zentralen Vorgehensaspekte etabliert. Es umfasst folgende sieben Punkte, die als „core technologies" bezeichnet werden:

1. *Beratung und Training von Führungskräften,* um betroffenen Mitarbeitern Hilfestellungen zu geben, um das Betriebsklima zu verbessern und um die berufliche Leistungsfähigkeit der Mitarbeiter zu verbessern.

2. *Frühzeitiges und streng vertrauliches Ansprechen von Mitarbeitern* mit persönlichen Problemen und nachweislich daraus resultierendem Leistungsrückgang. Die Führungskraft kann das Problem selbst ansprechen oder an einen EAP-Berater verweisen.

3. *Konstruktive Konfrontation* des leistungsgeminderten Mitarbeiters durch die Führungskraft, um eine Problemwahrnehmung und Änderungsmotivation zu erzielen mit dem Ziel, professionelle Hilfe in Anspruch zu nehmen. Die „konstruktive Konfrontation" stammt aus dem Prozedere im Umgang mit alkoholkranken Mitarbeitern und kann mit der Androhung einer Entlassung einhergehen. Im Zusammenhang mit anderen Problembereichen, z. B. Stress, wird sie dementsprechend weniger streng umgesetzt.

4. *Überweisung des Betroffenen* an geeignete Ärzte, Therapeuten oder Beratungsstellen. Die Rolle des EAP besteht darin, das Problem genauer zu erfassen, um gezielte Überweisungsempfehlungen aussprechen zu können und den gesamten Prozess zu koordinieren.

5. *Beratung der Betriebe* beim Aufbau von Netzwerken zu geeigneten Beratungs- und Behandlungseinrichtungen. Der Arbeitgeber wird zum informierten Nutzer von Behandlungsangeboten der Region und verbessert damit die biopsychosoziale Versorgung seiner Mitarbeiter.

Evaluation von EAP

Aus rein altruistischen Gründen wird kaum ein Arbeitgeber ein EAP einkaufen, andererseits sind es auch nicht rein ökonomische Überlegungen, die zur Einrichtung eines EAP führen, obwohl alle EAP-Anbieter die Kosten-Nutzen-Relation betonen (z. B. Reduktion der

Arbeitsunfähigkeitszeiten, Verbesserung der Produktivität). Firmen, die ein EAP einkaufen, haben kein detailliertes Wissen über den Nutzen, die Effizienz und die zentralen Wirkmechanismen dieses Servicepakets, da es kaum unabhängige, belastbare Studien dazu gibt. Im Folgenden werden zunächst einige Evaluationsdaten der bisher größten europäischen Untersuchung zu diesem Thema vorgestellt. Die Studie wurde in Großbritannien von der Manchester School of Management im Auftrag der Health and Safety Executive durchgeführt (vgl. Berridge et al. 1997). Die Befragung schloss alle 36 in Großbritannien bekannten EAP-Anbieter sowie die von ihnen betreuten 599 Industrieunternehmen mit insgesamt 1.285.000 Mitarbeitern ein. Die Rücklaufquote der Fragebögen war nach Angabe der Autoren gut, genaue Angaben werden nicht gemacht. 57 % der Unternehmen gab dabei bspw. an, die Mitarbeiter bei der „Stressbewältigung am Arbeitsplatz" unterstützen zu wollen. Inwieweit die gewünschten Effekte erfüllt werden, untersucht die oben zitierte Studie im Rahmen eines Kontrollgruppen-Designs. Es gab eine Gruppe von Mitarbeitern, die Beratung in Anspruch nahmen („Klienten") und eine Kontrollgruppe von Mitarbeitern, die nicht beraten wurden. Es gab drei Messzeitpunkte: Vor und nach der Beratung in einem Zeitraum von acht bis zwölf Monaten sowie eine Katamnesemessung nach drei bis sechs Monaten. Die Kontrollgruppe bestand aus einer zufällig ausgewählten, in allen sozioökonomischen Daten der Klientengruppe entsprechenden Mitarbeitergruppe. Genaue Angaben zum Matching liegen allerdings nicht vor. Folgende Ergebnisse können für die *innerbetrieblich angesiedelten* EAP-Services („Worksite") zusammengefasst werden:

- Direkt nach der Beratung und drei Monate danach berichteten die Klienten von einer signifikant verbesserten psychischen und physischen Befindlichkeit im Vergleich zu der vor der Beratung. Die Einschätzung der persönlichen Arbeitszufriedenheit und der wahrgenommenen Stressoren veränderte sich nicht.
- Die positiven Veränderungen im Bereich der psychischen und physischen Gesundheit konnten bei der unbehandelten Kontrollgruppe nicht dargestellt werden.
- Zwischen der Messung am Ende der Beratung und drei bis sechs Monate danach berichteten die Klienten von einer Zunahme organisationaler Stressoren und verschlechtertem Betriebsklima. Dennoch gab es keine signifikanten Unterschiede in Bezug auf die Gesundheitsfaktoren. Die Betroffenen hatten trotz ihrer negativen Wahrnehmung die körperliche und psychische Gesundheit stabilisieren können.

Im Vergleich zwischen internen und externen Beratungen konnten folgende Ergebnisse gezeigt werden:

- Worksite-EAP erzeugten bessere individuelle Effekte in Bezug auf die psychische und körperliche Gesundheit als die „External EAP". Die Autoren erklären diesen Befund damit, dass externe EAP-Berater die Klienten weniger in ihren Arbeitsbeziehungen sehen und damit wichtige Informationen in der Beratung fehlen.

- Sowohl die Beratungsleistungen der „Worksite EAP" als auch die der „External EAP" führten zu einer signifikanten Reduktion der Fehlzeiten, die nicht beratene Kontrollgruppe zeigte keine Veränderungen. Die Fehlzeitenstatistiken für die Kontrollgruppe und die Klientengruppe waren vor der Beratungsphase gleich.

Insgesamt zeigt die Einführung eines EAP per se keinen messbaren positiven Einfluss auf das Gesamtunternehmen. Die Organisation und ihre Mitarbeiter profitieren nicht allein durch das Wissen, dass ihnen bei Bedarf ein EAP zur Verfügung steht. Sie müssen die Beratungen auch nutzen. In den USA ist der Nutzen von EAP-Programmen weithin anerkannt, obwohl es dort massive Methodenkritik in Bezug auf die Evaluationsstudien gibt. Collins (vgl. 2001) führt bspw. an, dass die Unterschiede in den Nutzungsraten und -arten der gebuchten Dienste ungenügend berücksichtigt würden. Ein „Beratungsfall", der in die Nutzungsstatistik eingehe, würde bei dem einen Anbieter z. B. ein 50-minütiges Gespräch bei einem erfahrenen Therapeuten, bei einem anderen Anbieter ein kurzes Telefonat umfassen. Insgesamt gibt es zur Evaluation der Effekte von EAP in Deutschland zu wenige Studien, um eine verlässliche Aussage zur Wirksamkeit zu treffen. Studien aus dem angloamerikanischen Sprachraum sind nur mit Vorsicht übertragbar.

3.2 Gelassen und sicher im Stress nach Gert Kaluza

Die folgende Beschreibung des Stressbewältigungsprogramms „Gelassen und sicher im Stress" stützt sich auf die Bücher „Stressbewältigung" und das gleichnamige Buch „Gelassen und sicher im Stress" von Kaluza (vgl. 2018; 2015).

Das Programm ist als fortlaufendes Gruppentraining mit 12–16 wöchentlich stattfindenden Trainingssitzungen konzipiert. Für manche Zielgruppen, z. B. im betrieblichen Kontext, empfiehlt es sich, den Kurs teilweise oder sogar ganz als Blockveranstaltung durchzuführen. Auch Intervalltrainings, die aus zwei oder drei ein- bis zweitägigen Blöcken bestehen, sind möglich. Inhaltlich besteht das Trainingsprogramm aus fünf Basismodulen (Einstiegsmodul und vier Trainingsmodule) und fünf Ergänzungsmodulen. Die Basismodule repräsentieren das obligatorische inhaltliche „Pflichtprogramm", während die Ergänzungsmodule optionale Kurseinheiten beschreiben.

Einstiegsmodul

Die Teilnehmer lernen ein vereinfachtes Stressmodell, die sog. „Stress-Ampel" kennen, das eine Differenzierung in äußere Stressoren, innere persönliche Stressverstärker und Stressreaktionen vornimmt, und beziehen dieses auf ihr persönliches alltägliches Stresserleben. Sie erhalten grundlegende Informationen zur Biologie der Stressreaktion und deren mögliche Folgen für die Gesundheit.

Trainingsmodul 1: Entspannen und loslassen – Das Entspannungstraining

Die Teilnehmer erlernen die Progressive Muskelrelaxation. Diese dient der Erholung und dem Belastungsausgleich und kann auch zur kurzfristigen Bewältigung einer akuten Belastungssituation eingesetzt werden. Sie wird bereits in der zweiten Trainingseinheit mit einer sog. Langform, die aus insgesamt 16 Muskelpartien besteht, eingeführt. Im weiteren Verlauf wird die Entspannungsübung durch Zusammenfassen von Muskelpartien mehr und mehr verkürzt.

Trainingsmodul 2: Förderliche Denkweisen und Einstellungen entwickeln – Das Mentaltraining

Die Teilnehmer erfahren die stressverstärkende Wirkung von persönlichen Denkweisen anhand von Beispielen sowie durch praktische Imaginations- und/oder kleinere Stressinduktionsübungen. Sie tragen eigene stressverstärkende Denkweisen zusammen und lernen die folgenden fünf stressverstärkenden Denkmuster und darauf bezogene förderliche stressvermindernde Denkmuster kennen: „Das gibt's doch nicht"-Denken vs. „Das Annehmen der Realität", „Blick auf das Negative" vs. „Blick auf das Positive" – Orientieren auf Chancen und Sinn", „Defizit"-Denken vs. „Stärken"- Denken, „Negatives Konsequenzen"-Denken vs. „Positives Konsequenzen"-Denken, „Personalisieren" vs. „Distanzieren und „Relativieren-Techniken" zur kognitiven Umstrukturierung (wie z. B. Realitätstestung, temporale Relativierung, Distanzierung durch Rollentausch, Entkatastrophisieren etc.) werden vorgestellt und an Beispielen erprobt. Die Teilnehmer wählen sich maximal drei Techniken aus, die sie in ihrem Alltag regelmäßig einsetzen möchten.

Trainingsmodul 3: Stresssituationen wahrnehmen, annehmen und verändern – Das Problemlösetraining

Hier findet eine lösungsorientierte Auseinandersetzung mit konkreten Belastungen einzelner Teilnehmer statt. Das praktische Vorgehen gliedert sich in sechs Schritte: Schritt 1: „Dem Stress auf die Spur kommen": Die TN lernen, anhand eines vereinfachten verhaltensanalytischen Schemas, dem sog. Stressdetektiv, ihre alltäglichen Stresserfah-rungen genau zu beobachten und zu beschreiben. Schritt 2: „Ideen zur Bewältigung sammeln": Hier erfolgt unter Beteiligung der gesamten Kursgruppe eine bewertungsfreie Suche nach Möglichkeiten der Bewältigung der belastenden Situation in Form eines Brainstormings. Schritt 3: „Den eigenen Weg finden": Der betreffende TN trifft eine Positiv-Auswahl unter den vorgeschlagenen Bewältigungsmöglichkeiten und entscheidet sich für einen der (ggf. auch eine Kombination mehrerer) Vorschläge. Schritt 4: „Konkrete Schritte planen": Hier geht es darum, das konkrete Vorgehen bei der Realisierung des ausgewählten Vorschlags möglichst genau zu planen.

Rollenspiele und Vorstellungsübungen werden eingesetzt, um die Teilnehmer möglichst gut auf die Durchführung der Schritte im Alltag vorzubereiten. Schritt 5: „Im Alltag handeln": Dieser Schritt, auf den alle vorhergehenden Schritte hinführen, findet außerhalb der Kursstunden statt. Schritt 6: „Bilanz ziehen": Hier geht es darum, die Ergebnisse der Durchführung (Schritt 5) zu bewerten und nach Gründen für das Gelingen oder Misslingen der Problemlösung zu suchen.

Trainingsmodul 4: Erholen und genießen – Das Genusstraining

Die Teilnehmer werden dazu angeregt, eine ganz persönliche regenerative „Gegenwelt" zu entdecken, zu entwickeln und gegenüber den Anforderungen von Beruf und Alltag zu behaupten. In einem ersten Schritt geht es darum, einen neuen Zugang zu positiven Emotionen zu finden, frühere positive Erlebnisse wiederzubeleben und Lust auf neue Erfahrungen zu wecken. Hierzu werden erlebnisaktivierende Methoden aus der sog. Kleinen Schule des Genießens (vgl. Koppenhöfer 2004) eingesetzt. In praktischen Übungen wird die sinnliche Wahrnehmung geschult und die Aufmerksamkeit gezielt auf angenehme Erlebnisse im Alltag gelenkt. Durch Reflexion dieser kleinen Alltagsfreuden werden Genussregeln entwickelt wie: „Nimm dir Zeit zum Genießen. Genieße bewusst. Planen schafft Vorfreude." In einem zweiten Schritt planen die Teilnehmer dann – möglichst konkret und realistisch – angenehme Aktivitäten (bzw. „Passivitäten") von Woche zu Woche, um aktiv einen Belastungsausgleich herbeizuführen. Dabei gewonnene Erfahrungen werden reflektiert und mögliche Hindernisse besprochen. In einem letzten Schritt planen die Teilnehmer ihr „persönliches Gesundheitsprojekt" mit regelmäßigen angenehmen Aktivitäten zum Belastungsausgleich

Ergänzungsmodul 1: Stressbewältigung durch Sport und mehr Bewegung

Dieses Ergänzungsmodul thematisiert Sport und Bewegung als eine basale Strategie der palliativ-regenerativen Stressbewältigung. Die Teilnehmer werden über die positiven Auswirkungen körperlicher Aktivität auf die körperliche und psychische Gesundheit informiert und es werden ihnen praktikable Wege zur Steigerung körperlicher Aktivität im Alltag aufgezeigt. Darüber hinaus werden während der Kurssitzungen selbst praktische Bewegungsübungen durchgeführt.

Ergänzungsmodul 2: Soziales Netz

Hier werden die soziale Integration und soziale Unterstützung als wichtige Ressource der Stressbewältigung thematisiert.

Ergänzungsmodul 3: Blick in die Zukunft

Dieses Modul regt die Teilnehmer zur Entwicklung einer positiven Zukunftsvision an.

Ergänzungsmodul 5: Die Quart-A-(4A-)Strategie für den Akutfall

Der kurzfristige Umgang mit akuten Belastungssituationen ist das Thema dieses Ergänzungs-moduls.

Wirksamkeit

Kaluza (vgl. 2014; 2002) schreibt, dass zusammenfassende Analysen einschlägiger Evaluati-onsstudien die Wirksamkeit von Stressbewältigungstrainings besonders im Hinblick auf eine Reduzierung von körperlichen Beschwerden und negativer psychischer Befindlichkeit (Ängst-lichkeit, Depressivität) sowie von Ärger- und Feindseligkeitsreaktionen belegen würden. Ver-besserungen bei der individuellen Bewältigung von Belastungen hätten ebenfalls in mehreren Studien nachgewiesen werden können. Deutlich geringer würden dagegen die Effekte hin-sichtlich der Anzahl, Häufigkeit und Intensität erlebter Belastungen ausfallen. Der wesentliche Effekt einer Trainingsteilnahme bestehe somit darin, dass die Teilnehmer bei weitgehend un-verändert bestehenden Belastungen durch einen veränderten Umgang mit diesen Belastun-gen ein verbessertes körperliches und psychisches Befinden erreichen würden. Einige Studien hätten zeigen können, dass dieser Effekt über die Dauer des Trainings hinaus anhalte, zum Teil sich sogar noch verstärke.

Im Gegensatz zu dem MBSR-Programm von Kabat-Zinn, das im Folgenden beschrieben wird oder den EAP-Programmen des vorhergehenden Kapitels, von denen es zahlreiche Evaluati-onsstudien gibt, konnten vom Verfasser keinerlei empirische Studien zur Wirksamkeit von „Ge-lassen und sicher im Stress" gefunden werden. Recherchen auf „google", „pubmed" und „pubpsych" brachten keine Resultate. Daher kann an dieser Stelle keine Bewertung der Wirk-samkeit des Trainingsprogramms erfolgen.

3.3 Mindfulness-Based-Stress-Reduction (MBSR) nach John Kabat-Zinn

Das Konzept der Achtsamkeit existiert in der buddhistischen Tradition seit 2500 Jahren. Acht-samkeit ist eine Haltung und Methode zur Reduzierung von Leid und der Entwicklung von Einsicht, Mitgefühl und Weisheit. In der Psychologie wird die Achtsamkeit als Mittel zur Schu-lung der Aufmerksamkeit und eines konstruktiven Reagierens auf mentale Prozesse gesehen, die ansonsten zu emotionalem Stress oder schädlichem Verhalten führen würden. Tatsächlich gibt es mittlerweile viele Definitionen zur Achtsamkeit, wie bspw. die von Marlatt & Kristeller (1999): [Achtsamkeit ist] „eine gesteigerte Form der Aufmerksamkeit auf die gegenwärtige Er-fahrung oder den gegenwärtigen Moment". Von seines potenziellen Vorteile für die körperliche und geistige Gesundheit und die sozialen Beziehungen ausgehen, erhöht sich das internatio-nale Interesse an Interventionen durch Achtsamkeit am Arbeitsplatz.

Die bekannteste Form eines säkulären Trainings in Achtsamkeitsmeditation ist das *Mindfulness-Based-Stress-Reduction-Training* (*MBSR*), das vom US-Neurobiologen Kabat-Zinn (vgl. 1990) entwickelt wurde. Es zielt generell darauf ab, Leiden zu lindern und wurde ursprünglich für Patienten mit chronischen Schmerzen entworfen. Es besteht aus acht zweieinhalbstündigen Einheiten über acht Wochen und einem siebenstündigen Tag der Stille. Einen wichtigen Teil des Trainings nehmen die „Hausaufgaben" ein: 45 Minuten täglicher Übung zu Hause an sechs Tagen der Woche mithilfe von Übungs-CDs. MBSR enthält:

- Body-Scan (Aufmerksamkeit darauf lenken, was der Körper fühlt)
- Meditation im Sitzen (Fokus auf den Atem, Geräusche, Gedanken, körperliche Empfindungen, Gefühle, Bewegungen)
- Einfache Bewegungsübungen wie Meditation im Laufen oder Stehen oder liegende Yoga-Übungen
- Informelle Meditationsübungen: volle Aufmerksamkeit auf tägliche Aktivitäten richten (z. B. Zähne putzen, duschen, essen, ...)

Zum MBSR liegen zahlreiche Auswertungen und Studien vor. Von den vielversprechenden Resultaten von Patienten ausgehend wurde in einer Metaanalyse der Einfluss von MBSR beispielsweise auch auf Angestellte und Manager im Gesundheitsbereich untersucht. Das auffälligste Ergebnis war dabei die Stressreduktion (vgl. Chiesa & Serretti 2009). Im Folgenden wird Bezug auf eine Auswertung von Janssen et al. (vgl. 2018) unter dem Titel „Effects of Mindfulness-Based Stress Reduction on employees' mental health: A systematic review" genommen. Laut Janssen et al. sei das nach Wissen der Autoren die erste Übersichtsarbeit über geistige Gesundheit von Angestellten aus verschiedenen Sektoren, da Untersuchungen meist nur Angestellte im Gesundheitsbereich betrachten. Von den 23 ausgewählten Studien seien nur zwei von hoher methodischer Qualität, 15 von mittlerer und sechs von niedriger Qualität. Die Autoren haben dabei eine systematische Auswertung von 23 auf PsycINFO, PubMed und CINAHL veröffentlichten Studien gemacht, die die Effekte von MBSR auf die psychische Gesundheit von Arbeitnehmern untersucht haben. Studien mit einem Pre-Post-Design (also ohne Kontrollgruppe) wurden dabei ausgeschlossen. Die stärksten Effekte hätten sich demnach auf die Dimensionen „emotionale Erschöpfung", „Stress", „Depression", „Ängstlichkeit" und „Stress während der Arbeit" ergeben. Verbesserungen hätten sich außerdem bei der Achtsamkeit, Schlafqualität und Entspannungsfähigkeit ergeben. Janssen et al. schreiben, dass die Ergebnisse ihrer systematischen Überprüfung den Schluss zulassen, dass MBSR dazu beitragen könnte, psychische und physische Parameter von Angestellten zu verbessern.

Wirksamkeit von MBSR

Die meisten Untersuchungen zu MBSR fanden an Angestellten im Gesundheitsbereich statt, was allgemeine Aussagen über dessen Wirksamkeit erschwert. Irving et al. (vgl. 2009) berichten von einer verbesserten physischen und seelischen Gesundheit von Ärzten durch MBSR. Morgan et al. (vgl. 2015) diskutierten 14 qualitative Studien und schlussfolgerten, dass die Vorteile von MBSR von gesteigertem persönlichen Wohlbefinden und Selbstakzeptanz über erhöhte Präsenz im Umgang mit anderen reicht. Smith (vgl. 2014), der Krankenschwestern untersuchte, fand heraus, dass MBSR diesen hilft, besser mit Stress auf der Arbeit umzugehen. Eine Metaanalyse von Regehr et al. (vgl. 2014) stützt die Idee, dass Achtsamkeitsinterventionen Stress, Ängstlichkeit und Burnout bei Medizinstudenten und Ärzten reduzieren und Burton et al. (vgl. 2016) fanden ebenfalls in einer Metaanalyse heraus, dass ein Training in Achtsamkeit signifikant Stress bei Angestellten im Gesundheitssektor reduzieren kann.

Insgesamt gibt es viele durch empirische Studien gesicherte positive Auswirkungen von MBSR, diese erstrecken sich meist jedoch nur auf den Gesundheitsbereich und sind daher nur mit Vorsicht auf andere (Arbeits-)Bereiche übertragbar.

4. Limitationen bei der Evaluation von Stressbewältigungstrainings

Der Begriff der Evaluation bezieht sich auf einen ziel- und zweckgerichteten Prozess zur Bewertung eines Evaluationsobjekts (vgl. Ducki et al. 2011, S. 221). Betrachtet man die Evaluationen von Stressbewältigungstrainings, stößt man dabei auf zahlreiche Limitationen und methodische Mängel, die eine objektive Interpretation der Ergebnisse erschweren:

Häufig sind die Stichprobengrößen relativ gering: Janssen et al. (vgl. 2018) erklären bspw., dass bei ihrer Überprüfung von 23 Untersuchungen zur MBSR elf davon eine relativ kleine Gruppengröße (Kontroll- und Experimentalgruppe) hätten, die nur von zehn bis 24 reiche. Sie postulieren, dass statistische Signifikanz essenziell für die Interpretation von Ergebnissen sei und zukünftige empirische Arbeiten größere Gruppen untersuchen sollten. Auch sollten demnach die untersuchten Gruppen homogener sein, beispielsweise nur im Gesundheits-, Erziehungs-, oder Finanzbereich. Darüber hinaus werden die selben oder ähnliche Interventionen mit unterschiedlichen Messinstrumenten ausgewertet: Von den beschriebenen 23 Untersuchungen hätten 14 die Dimension der Achtsamkeit gemessen und neun nicht, was für die Autoren überraschend sei, schließlich sei die Komponente der Achtsamkeit wichtig, um beurteilen zu können, ob ein MBSR-Training erfolgreich das vermitteln konnte, was es soll. Die Auswertungen seien mit drei unterschiedlichen Messinstrumenten erfolgt: Verwendet wurden die *Mindfulness Attention Awareness Scale* (*MAAS*), der *Five Facets Mindfulness Questionnaire* (*FFMQ*) und der *Affective Mindfulness Scale-Revised* (*CAMS-R*), die alle drei mit unterschiedlichen Definitionen der Achtsamkeit arbeiten und diese auch unterschiedlich erfassen, bspw.

Achtsamkeit als eine Dimension vs. Achtsamkeit mit fünf Dimensionen. Die unterschiedliche Operationalisierung der Achtsamkeit macht es schwierig, deren Effekte zu vergleichen (vgl. Cohen-Katz et al., 2005). Dieses Beispiel anhand des Konstrukts der Achtsamkeit veranschaulicht die Problematik, vor die man gestellt wird, wenn man die Effekte von eigentlich sehr ähnlichen Erhebungen erfassen möchte.

Ein weiteres Problem, das über die uneinheitliche Operationalisierung herausgeht, sind die qualitativen Mängel der Erhebungen. Clough et al (vgl. 2017) beschreiben bei ihrer Übersichtsarbeit über den Einfluss von psychosozialen Interventionen zum Umgang mit arbeitsplatzbezogenen Stress und Burnout bei Ärzten einen großen Qualitätsmangel der gesichteten Arbeiten. Von 23 Erhebungen würden nur 12 einen Vorher-Nachher-Vergleich zulassen. Keine der Ehebungen hätte eine sehr gute Qualität und die meisten nur eine mittlere Qualität. Sie schlussfolgern, dass trotz der wissenschaftlichen Aufmerksamkeit auf arbeitsplatzbezogene Interventionen in Bezug auf Stress und Burnout bei Ärzten die Qualität der Erhebungen niedrig ist.

Bamberg et al. (vgl. 2011, S. 80) beschreiben in ihrem Standardwerk „Gesundheitsförderung und Gesundheitsmanagement in der Arbeitswelt" ebenfalls die Schwierigkeit, die bei der Evaluation umfassender Programme betrieblicher Gesundheitsförderung auftreten: In den relevanten Zeiträumen von ein bis drei Jahren würden sehr viele Veränderungen in der Organisation auftreten, die nicht durch die Intervention intendiert waren und sowohl negative, aber auch positive Wirkung auf die Gesundheit der Beschäftigten haben könnten. Diese Faktoren seien im Feld unmöglich alle zu kontrollieren. Dennoch plädieren die Autoren darauf, aus diesem Grund keinesfalls auf eine Evaluation zu verzichten, sondern sich stattdessen bei der Einführung eines Projektes gemeinsam mit allen Beteiligten auf Zielgrößen zu einigen, um eine seriöse Evaluation durchführen zu können; ansonsten werde unsystematisch nach Indikatoren gesucht, bei denen sich eine Besserung zeigen lasse.

5. Ausblick und Wichtigkeit zukünftiger Forschung

Der Anstieg der Gesundheitskosten ist eines der ganz großen Problemthemen der Gegenwart und Zukunft. Der seit 1992 mit zwei Ausnahmejahren kontinuierliche Kostenanstieg hat die privaten, öffentlichen und gesetzlichen Haushalte in zunehmendem Maße belastet und die Arbeitskosten der Arbeitgeber anwachsen lassen. Ohne Gegenmaßnahmen ist nach Schätzungen des Bundesministeriums für Gesundheit in der gesetzlichen Krankenkasse in den kommenden Jahren ein Defizit von mehr als neun Milliarden Euro zu erwarten. Leicht verliert man über diese enormen Kosten aus dem Blick, dass sich hinter ihnen zahllose Menschen verbergen, die das sprichwörtlich „höchste Gut", ihre Gesundheit, zumindest zeitweilig verloren haben und sich nichts mehr wünschen, als wieder gesund zu werden (vgl. Bamberg et al.

2011, Vorwort). Tatsächlich sind Mitarbeiterinnen und Mitarbeiter die wichtigste Ressource. Für die kommende Wissens- und Dienstleistungsgesellschaft gilt dies noch weit mehr als für das vergehende Industriezeitalter. Dabei haben gegenwärtig das Wohlbefinden und die Gesundheit der Mitarbeiter in Unternehmen immer noch eine zu geringe Priorität. Experten verweisen immer häufiger auf die Wichtigkeit der Mitarbeiter in Zeiten von Industrie 4.0 und Globalisierung. Deutschland ist eine wirtschaftliche Hochleistungsgesellschaft. Dauerhaft hohe und höchste Leistungen lassen sich ohne Schaden für Wohlbefinden und Gesundheit der Beschäftigten nur durch mitarbeiterorientiertes Handeln erbringen, d. h. bei entsprechender Förderung ihres Sozial- und Humankapitals. Dies erfordert eine integrierte Gesundheitspolitik, in der Betriebliches Gesundheitsmanagement zu einer wichtigen Führungsaufgabe wird (vgl. Badura & Hehlmann 2003. S. 3, S. 58).

Diese Möglichkeiten der Kostenverringerung und Vorbeugung gegen Erkrankungen durch Betriebliche Gesundheitsförderung und Gesundheitsmanagement werden in den oft hitzigen öffentlichen Diskussionen und immer neuen Reformversuchen der Regierung wenig beachtet. Dabei sind sie inzwischen in nahezu allen großen Unternehmen fast selbstverständlich geworden (vgl. a. a. O., Vorwort). Als Beispiele hierfür wurden in dieser Arbeit drei verschiedene Stressbewältigungsprogramme vorgestellt, die in Deutschland, aber auch international große Verbreitung gefunden haben. Es wurde gezeigt, dass die Interventionen teils mehr, teils weniger durch empirische Studien ausgewertet wurden und auch auf die generellen Schwierigkeiten bei der Auswertung von Interventionen im BGM eingegangen.

Es bleibt zu hoffen, dass künftige Interventionen qualitativ und methodisch einwandfreier ausgewertet werden, denn nur mit einer soliden Basis an empirischer Wirksamkeit lassen sich diese in den Unternehmen noch flächendeckender einsetzen. Häufig sind diese Interventionen sehr teuer, und wenn sich Gesundheitsmanager oder HR-Manager für die finanziellen Ausgaben rechtfertigen müssen, z. B. mit Verweis auf den *ROI* (*Return-on-Investment*), dann geht dies leichter von der Hand, wenn die eingesetzten Methoden und Interventionen ihre Wirksamkeit auf eine wissenschaftliche Basis stützen und es keine Zweifel an ihrer Effektivität gibt.

Literaturverzeichnis

Awa, W. L., Plaumann, M., & Walter, U. (2010). Burnout prevention: A review of intervention programs. Patient Education and Counseling 78 (2010) 184–190.

Bamberg, E., Ducki, A., & Metz, A.-M. (2001). Gesundheitsförderung und Gesundheitsmanagement in der Arbeitswelt. Ein Handbuch. Göttingen: Hogrefe.

Bamberg E., & Busch, C. (2006). Stressbezogene Interventionen in der Arbeitswelt. Zeitschrift für Arbeits- und Organisationspsychologie; 50: 215–226.

Berridge, J., Cooper, C. L., & Highley-Marchington, C. (1997). Emplyee Assistance Programmes and workplace counselling. Chichester: John Wiley & Sons.

Brown K. W, Creswell J. D., & Ryan R. M. (2015) Handbook of Mindfulness: Theory, Research, and Practice. New York:Gilford Publ.

Burton, A., Burgess, C., Dean, S., Koutsopoulou, G. Z., & Hugh-Jones, S. (2017). How Effective are Mindfulness-Based Interventions for Reducing Stress Among Healthcare Professionals? A Systematic Review and Meta-Analysis. *Stress and health : journal of the International Society for the Investigation of Stress, 33*(1), 3–13.

Chiesa, A., & Serretti, A. (2009). Mindfulness-based stress reduction for stress management in healthy people: a review and meta-analysis. *Journal of alternative and complementary medicine (New York, N.Y.), 15*(5), 593–600.

Clough, B. A., March, S., Chan, R. J., Casey, L. M., Phillips, R., & Ireland, M. J. (2017). Psychosocial interventions for managing occupational stress and burnout among medical doctors: a systematic review. *Systematic reviews, 6*(1), 144.

Cohen-Katz, J., Wiley, S. D., Capuano, T., Baker, D. M., Kimmel, S., & Shapiro, S. (2005). The effects of mindfulness-based stress reduction on nurse stress and burnout, Part II: A quantitative and qualitative study. *Holistic nursing practice, 19*(1), 26–35.

Collins, K. (2001). Benchmarking reveals the value of traditional EAPs. EAP Digest, Fall, 22-26.

Hoek, R., Havermans, B. M., Houtman, I., Brouwers, E., Heerkens, Y. F., Zijlstra-Vlasveld, M. C., Anema, J. R., van der Beek, A. J., & Boot, C. (2017). Stress Prevention@Work: a study protocol for the evaluation of a multifaceted integral stress prevention strategy to prevent employee stress in a healthcare organization: a cluster-controlled trial. *BMC public health, 18*(1), 26.

Irving, J. A., Dobkin, P. L., & Park, J. (2009). Cultivating mindfulness in health care professionals: a review of empirical studies of mindfulness-based stress reduction (MBSR). *Complementary therapies in clinical practice, 15*(2), 61–66.

Kabat-Zinn J. (1990). Full catastrophe living: Using the wisdom of your body and mind to face stress, pain and illness. New York: Delacorte.

Kaluza, G. (2014). Stress und Stressbewältigung. EHK, 63: 261–266.

Kaluza G. (2002). Förderung individueller Belastungsverarbeitung: Was leisten Stressbewältigungsprogramme? In: Röhrle B., Hrsg. Prävention und Gesundheitsförderung. Bd. 2. Tübingen: DGVT: 195–218.

Kaluza, G. (2015). Stressbewältigung. Trainingsmanual zur psychologischen Gesundheitsförderung (3. Auflage). Berlin: Springer.

Kaluza, G. (2018). Gelassen und sicher im Stress. Das Stresskompetenz-Buch. Stress erkennen, verstehen, bewältigen (7. Auflage). Berlin: Springer.

Kaluza, G. (2002). Förderung individueller Belastungsverarbeitung: Was leisten Stressbewältigungsprogramme? In: Röhrle B., Hrsg. Prävention und Gesundheitsförderung. Bd. 2. Tübingen: DGVT; 2002:195–218.

Koppenhöfer, E. (2004). Kleine Schule des Genießens. Lengerich: Pabst.

Janssen, M., Heerkens, Y., Kuijer, W., van der Heijden, B., & Engels, J. (2018). Effects of Mindfulness-Based Stress Reduction on employees' mental health: A systematic review. *PloS one, 13*(1).

Ludwig, D. S., & Kabat-Zinn, J. (2008). Mindfulness in medicine. *JAMA, 300*(11), 1350–1352.

Małgorzata, W., Merecz, D., & Drabek, M. (2010). Programy prewencji stresu zawodowego--strategie, techniki, ocena skutecznosci. Cziśćc II. Prewencja stresu zawodowego na poziomie organizacji [Stress prevention programs--strategies, techniques, effectiveness. Part II. Organizational activities to prevent stress at work]. *Medycyna pracy, 61*(2), 191–204.

Marlatt G. A., & Kristeller, J. L. (1999). Mindfulness and meditation. In: Miller WR (Ed.). Integrating spirituality into treatment (pp 67–84). Washington, DC: American Psychological Association.

Morgan P., Simpson J., & Smith A. (2015). Health care workers' experiences of mindfulness training: a qualitative review. Mindfulness; 6: 744–758.

Niks, I., de Jonge, J., Gevers, J., & Houtman, I. (2018). Work Stress Interventions in Hospital Care: Effectiveness of the DISCovery Method. *International journal of environmental research and public health, 15*(2), 332.

Regehr, C., Glancy, D., Pitts, A., & LeBlanc, V. R. (2014). Interventions to reduce the consequences of stress in physicians: a review and meta-analysis. *The Journal of nervous and mental disease, 202*(5), 353–359.

Reif, M., Spieß, E., & Stadler, P. (2018). Effektiver Umgang mit Stress. Gesundheitsmanagement im Beruf. Berlin: Springer.

Scherrmann, U. (2015). Stress und Burnout in Organisationen. Ein Praxisbuch für Führungskräfte, Personalentwickler und Berater. Berlin: Springer.

Smith S. A. (2014). Mindfulness-based stress reduction: an intervention to enhance the effectiveness of nurses' coping with work-related stress. *International journal of nursing knowledge, 25*(2), 119–130.

Techniker Krankenkasse (2016). Entspann dich, Deutschland. TK-Stressstudie 2016. https://www.tk.de/centaurus/servlet/contentblob/921466/Datei/177594/TK-Stressstudie%202016%20Pdf%20barrierefrei.pdf. Zugegriffen: 20.06.2020

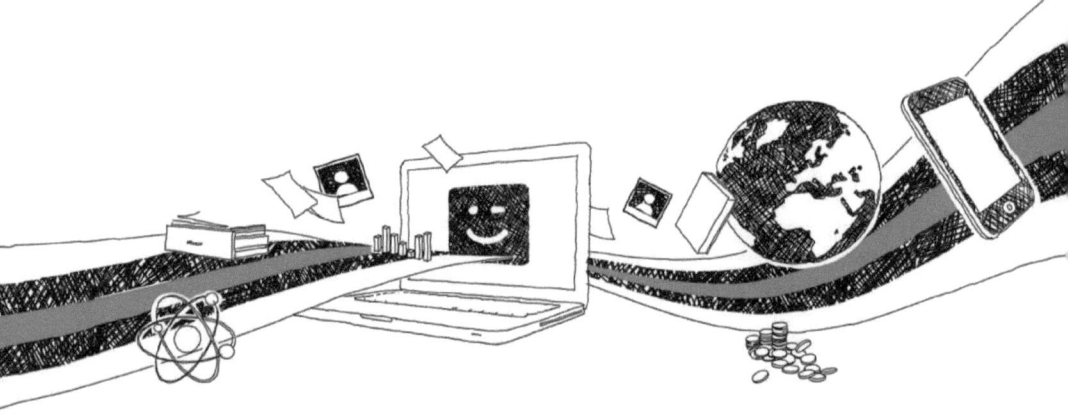
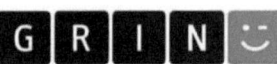